SITZUNGSBERICHTE DER DEUTSCHEN AKADEMIE
DER WISSENSCHAFTEN ZU BERLIN

Klasse für medizinische Wissenschaften
Jahrgang 1952 Nr. 1

E. MANGOLD und E. SCHUSTER

DIE TOTENSTARRE
DER DARMMUSKULATUR

1953

AKADEMIE-VERLAG · BERLIN

Vorgetragen in der Sitzung vom 18. September 1952

Manuskript eingeliefert am 18. September 1952

Druckfertig erklärt am 17. Januar 1953

Erschienen im Akademie-Verlag GmbH., Berlin NW 7, Schiffbauerdamm 19
Veröffentlicht unter der Lizenznummer 1218 des Amtes für Literatur und Verlagswesen der Deutschen Demokratischen Republik
Satz und Druck der Druckerei „Thomas Müntzer" Langensalza, Werk Langensalza
Bestell- und Verlagsnummer: 2010/52/II/1
Preis: DM 4,—
Printed in Germany

Inhaltsübersicht

I. Einleitung

Wie es im persönlichen Leben des Einzelnen üblich ist, immer nach Ablauf runder Jahrzehnte besonderer Ereignisse seines Werdegangs zu gedenken, so ist es mir (E. M.) in diesem Jahre vergönnt, bereits in 50jähriger Erinnerung auf meine erste wissenschaftliche Veröffentlichung [13]) zurückblicken zu dürfen. Ich hatte damals am Physiologischen Institut in Jena bei WILHELM BIEDERMANN noch als cand. med. eine kleine Entdeckung gemacht, die bei den Medizinern allgemeineres Interesse fand. Es handelte sich um die Totenstarre, den rigor mortis, jene bekannte Erscheinung, die bei jeder menschlichen oder tierischen Leiche auftritt und durch Zusammenziehung und Verhärtung der gesamten Skelettmuskeln zu einer Versteifung der Gelenke und Starre des ganzen Körpers führt, die dann nach etlichen Stunden wieder in Lösung geht. Man bezeichnete die Totenstarre daher als die letzte vitale Kontraktion des Muskels.

Ich hatte nun aber damals gefunden [13, 14]), daß nicht nur beim Frosch, — bei dem als Kaltblüter das Überleben der Organe und eine postmortale Erregbarkeit der Nerven und Muskeln über den Tod des Individuums hinaus schon seit Galvanis grundlegenden Experimenten die Voraussetzung für die ganze Entwicklung der Nerven- und Muskel-Physiologie gebildet hat, — sondern daß es auch bei den warmblütigen und speziell Säugetieren durchaus möglich ist, an ihren Skelettmuskeln zu einer Zeit post mortem, in der sie sich bereits in Totenstarre oder gar schon im Beginn von deren Lösung befinden, durch frequente Induktionsströme noch deutliche Kontraktionen der Muskelfasern hervorzurufen; hiernach braucht die Totenstarre also nicht die letzte vitale Kontraktion des Muskels zu sein.

Die sich hieraus ergebende Frage, wieweit diese postmortale Erregbarkeit als Äußerung noch bestehenden Lebens mit einer gleichzeitigen Totenstarre als Absterbeerscheinung vereinbar sei, habe ich in einer Reihe von eigenen und Schülerarbeiten in meiner Freiburger Zeit zu lösen versucht. Für diese Erkenntnisse erwies es sich von großem Vorteil, die Untersuchung von den im mikroskopischen Bilde bekanntlich quergestreift erscheinenden Muskelfasern der willkürlichen Skelettmuskulatur auch auf die gleichfalls quergestreifte Muskulatur des Herzens sowie auf die glatte Muskulatur der vegetativen Organe und hier zunächst des Magens auszudehnen. Denn diese Organe boten Gelegenheit, die Interferenz ihrer automatischen Bewegungen, die auf Grund selbständiger Reizbildung auch an den aus dem Körper isolierten und zum Absterben verurteilten Organen noch stattfinden, mit der Entwicklung der Totenstarre zu beobachten. Hierbei ergaben die Versuche von ECKSTEIN[3]), daß ein Froschherz auch in der Totenstarre noch eine erhebliche postmortale Erregbarkeit, und selbst im Stadium ihrer Lösung noch eine lebhafte Automatie zeigen kann. Und ganz die gleichen Erscheinungen konnte HECHT[9, 15]) dann auch am Magen des Frosches nachweisen, während es mir (E.M.)[18]) in einer Studie über die Totenstarre des Magens von Säugetieren gelang, auch an Magenstreifen von der Ratte gelegentlich noch auf der Höhe der Totenstarre das Fortbestehen oder Wiederauftreten einer spontanen Bewegungsrhythmik zu beobachten.

Auch beim Herzen und der glatten Muskulatur braucht hiernach die Totenstarre nicht die letzte vitale Kontraktion zu sein. Ganz allgemein kann vielmehr ein Muskel gleichzeitig in Starreverkürzung befindlich und doch noch bis zu einem gewissen Grade erregbar und kontraktionsfähig sein[16]).

Auf Grund dieser Erfahrungen gelangte ich über den feineren Mechanismus der Totenstarre-Verkürzung[17]) zu der Anschauung, daß die Totenstarre wohl meist keine maximale Kontraktion aller Muskelelemente darstellt, vielmehr nur eine submaximale, partielle und in den einzelnen Elementen verschiedengradige ist, so daß ein Muskel gleichzeitig solche Fasern, und auch die einzelnen Muskelfasern oder -zellen nebeneinander solche Fibrillen enthalten können, von denen die einen in der Verkürzung der Totenstarre befindlich, die anderen aber noch für automatische oder künstliche Reize erregbar und kontraktionsfähig sind.

Wir sind einleitend auf diese speziellen Verhältnisse eingegangen, weil sie auch zu unseren nachher zu beschreibenden neuen Untersuchungen aus dem Institut für Veterinär-Physiologie eine direkte Beziehung haben. Doch kann hier keine ausführliche Darstellung der Physiologie der Totenstarre erfolgen (MANGOLD [20]). Daher sei nur noch eine schon früher aufgestellte *Definition der Totenstarre* (MANGOLD [23]) wiedergegeben, die wenigstens ihren wichtigsten physiologischen Erscheinungen und Bedingungen gerecht zu werden sucht: Die Totenstarre ist eine in den ersten Stunden post mortem einsetzende und langsam zunehmende physiologische Zustandsänderung des Muskels, deren Beginn und Verlauf von verschiedenen Bedingungen beeinflußt wird und von der Natur des Muskels (weiße, rote, quergestreifte, glatte Muskeln), seinem funktionellen Zustande im Augenblick des Todes (vorangegangene Ruhe, Arbeit, Erschöpfung), der Temperatur (Beschleunigung durch Wärme), der Sauerstoffzufuhr (Verhinderung der Totenstarre durch O_2-Atmosphäre), abhängt, durch eine langsam ansteigende Verkürzung sowie Zunahme der physiologischen Härte, Wärme- und Säurebildung charakterisiert ist, nach erreichtem Höhepunkt und meist längerem Bestehenbleiben der Kontraktur spontan wieder zur Lösung kommt, sich bei den Skelettmuskeln im allgemeinen später entwickelt als bei der Herz- und glatten Muskulatur, und sich bei der letzteren durch ihr auch hier meist nur einmaliges Auftreten und ihren langsamen Verlauf von den an solchen Muskeln im Überleben zu beobachtenden Tonusschwankungen unterscheidet.

Die in dieser Definition besonders berücksichtigte *Totenstarre der glatten Muskulatur* der vegetativen Organe ist im Gegensatz zu der der Skelettmuskeln erst viel später und zunächst auch nur sehr beiläufig und unzureichend erforscht worden. Sie ist entsprechend der inneren Lage dieser Organe auch nicht wie jene schon äußerlich bemerkbar und besitzt wohl ein viel geringeres pathologisches und schon gar kein forensisches Interesse wie die Totenstarre der Skelettmuskeln. Dabei hatte Kühne [11]) schon 1868 geschrieben: „Etwas der Totenstarre Analoges ist auch an der glatten Muskulatur zu erkennen. Eine physiologisch frische Harnblase oder ein Darm zeigen z. B. für das Gefühl, falls sie nicht kontrahiert sind, größere Weichheit als 4—5 Stunden nach dem Tode"; auch bedürfe es bei einer Harnblase vom Hund einige Stunden nach dem Tode für ihre Erweiterung mindestens des doppelten Füllungsdruckes wie gleich nach demselben.

Inzwischen ist die Totenstarre der glatten Muskulatur wenigstens an der des Magens durch Mangold und seine Mitarbeiter eingehend erforscht worden, wobei die Mägen von Fröschen (Hecht [9, 15]), Huhn und Taube (Potonié [28]), Ratten (Mangold [18]) und auch menschliche Magenmuskulatur (Mangold [19]) zur Untersuchung kamen. Am Hühner- und Taubenmagen konnte infolge der Mächtigkeit dieses Muskelmagens, im Gegensatz zu den dünnhäutigen Magenwänden bei Frosch und Säugern, neben der graphischen

Registrierung von Magenstreifen auch die Härtemessung mittels des MANGOLDschen Sklerometers[21]) angewandt werden, aus deren Ergebnissen, ebenso wie schon von MANGOLD nach seinen Versuchen an Skelettmuskeln[22]), geschlossen werden konnte, daß auch bei der Totenstarre der glatten Muskulatur die Härteänderungen mit der Verkürzung gleichen Schritt halten.

Diesen Forschungen gegenüber ist es erstaunlich, daß die Frage einer *Totenstarre der Darmmuskulatur* außer von KÜHNE (s. o.) und durch gelegentliche Andeutungen anderer Autoren (MANGOLD[23]) anscheinend nur noch von MEIROWSKY[25]) experimentell in Angriff genommen worden ist. Dieser stellte an Stücken vom Darm der Katze mit eingebundener Kanüle und Manometer, sowie auch an Streifenpräparaten vom Magen und Darm mit Fernrohrbeobachtung oder graphischer Registrierung, Untersuchungen über Totenstarre an, wonach er als Zeitpunkt post mortem für deren Beginn bei glattmuskeligen Organen 10 Minuten bis 7 Stunden, für ihren Höhepunkt 20′—56 h und für ihre Lösung 2 h—5 Tage angab, ohne jedoch über die Ergebnisse am Darm im einzelnen zu berichten.

Auch für uns bedurfte es eines besonderen Anlasses, uns näher mit der Totenstarre der Darmmuskulatur zu beschäftigen. Dieser Anlaß bestand darin, daß es bei Gelegenheit meines (E.M.) am 30.11.1950 in unserer Akademie gehaltenen Vortrages über Darmlänge, Durchgangszeit und Durchgangsgeschwindigkeit[24]) sich ergab, daß für die Beantwortung der dabei aufgeworfenen Frage, ob bei der Messung der Darmlänge etwaige Veränderungen derselben durch die Totenstarre der Darmmuskulatur eine Rolle spielen könnten, vorerst noch jegliche experimentell-physiologischen Unterlagen fehlten. Der Vertreter der Anatomie (STIEVE) verlieh der Ansicht der Anatomen Ausdruck, daß keine Darmverkürzung durch die Totenstarre eintrete.

Es ergab sich hierbei eine ganze Reihe von Fragen. Zunächst die Hauptfrage, ob entsprechend den bisher einzigen Angaben hierüber von Kühne[11]) und Meirowsky[25]) auch an der Darmmuskulatur postmortale Kontraktionen auftreten, die als Ausdruck einer echten Totenstarre zu deuten sind. Da man nicht den ganzen Darm eines Tieres in physiologische Registrier-Vorrichtungen einspannen kann, mußten die Versuche hierüber an einzelnen herausgeschnittenen Darmstücken stattfinden, deren Verkürzung durch Kontraktion sich wie bei den oben erwähnten Streifenpräparaten vom Herzen oder Magen mit physiologischer Methodik graphisch registrieren läßt. Da ferner die Darmwandmuskulatur ganz allgemein aus einer äußeren Lage in der Längsrichtung des Darmes angeordneter Faserzüge und aus einer inneren, quer zur Darmlängsachse orientierten Ringfaserschicht besteht, waren die Versuche sowohl mit Längsstreifen wie auch mit Ringstreifen von Därmen unmittelbar vorher getöteter Tiere durchzuführen.

II. Methodik

Die Versuche wurden am Darm von Fröschen, Ratten, Meerschweinchen, Rind und Schwein durchgeführt. Hierbei wurden aus verschiedenen Teilen des Darmrohres einzelne Stücke von 1 bis mehreren cm Länge excidiert und der Länge nach aufgeschnitten. Da es in anbetracht der geringen Dicke dieser Darmstreifenpräparate wenig aussichtsvoll erschien, die etwa durch Eintritt einer Totenstarre der dünnen Muskulatur des Darmes bedingten Härteänderungen derselben sklerometrisch zu erfassen, wurde hier von dieser Methode abgesehen und die Untersuchung auf die als charakteristisches Merkmal für das Auftreten einer Totenstarre und ihrer Lösung festzustellenden Längenänderungen beschränkt. Die physiologische Methodik bestand hierbei vorwiegend in der Anwendung der sog. *Suspensionsmethode*, wie sie besonders für die Registrierung der Bewegungen des isolierten Froschherzens oder von Herzstreifenpräparaten üblich ist. Die aus der Darmwand herausgeschnittenen Streifenpräparate werden durch Fäden mit einem Schreibhebel verbunden, dessen Spitze an die berußte Papierfläche einer langsam rotierenden Metalltrommel (Kymographion) angelegt wird und die Verkürzungen und Verlängerungen des Präparates durch Wegkratzen des Rußes weiß auf schwarz in entsprechender Vergrößerung in Form einer Kurve verzeichnet. In anderen Versuchsreihen wurden die postmortalen Längenänderungen größerer, rechteckig geschnittener Darmstücke durch *direkte Messung der Verkürzung* und Wiederverlängerung in ihrer Längs- und Ringsrichtung mittelst Maßstabes festgestellt.

Es darf gleich gesagt werden, daß es auf beiden Wegen gelang, die nach Analogie mit unseren früheren Ergebnissen an Magenstreifen auch an den Darmstreifenpräparaten zu erwartenden Längenänderungen einwandfrei nachzuweisen, die nur als Ausdruck einer Totenstarre der Darmmuskulatur gedeutet werden konnten.

Die *graphische Registrierung* mittelst der Suspensionsmethode wurde an Darmstreifen aller vorher genannten Tierarten ausgeführt. Hierbei wurden die Präparate, innerhalb eines als „feuchte Kammer“ dienenden Becherglases mit nassem Filtrierpapier, teils in der Längsrichtung des Darmes als Längsstreifen, teils in der Querrichtung des Darmes als Ringstreifen suspendiert, um hierdurch einmal die Verkürzung der Längsmuskulatur des Darmes, zum anderen die der Ringmuskulatur zu erfassen. Die Fixierung des unteren Endes der Streifen auf einer Korkunterlage erfolgte mittels zweier Häkchen oder Stecknadeln an den beiden Ecken. Zwei an den Ecken des oberen Endes eingesetzte Häkchen (Serres fines) waren durch einen Faden mit dem Schreibhebel verbunden, der die Längenänderungen des Streifens in 10facher Vergrößerung am Kymographion aufzeichnete. Dessen Umdrehungsgeschwindigkeit wurde teils auf 1 cm pro Stunde und teils für schnelleren Lauf auf 2 cm pro Minute eingestellt. Der Schreibhebel wurde auf möglichst geringe Belastung austariert, einerseits, um nicht durch zu starke Spannung die Ausschläge bei etwaiger schwächerer Totenstarre-Verkürzung zu verhindern, andererseits um die sog. *primäre Dilatation* zu vermeiden oder doch zu verringern.

Diese bei solchen Versuchen ziemlich regelmäßig zu beobachtende Erscheinung einer primären Dilatation, die sich bei Beginn der Registrierung in einem mehr oder minder langsamen Absinken des Schreibhebels, somit in einer *anfänglichen Verlängerung* des Muskelpräparates kundgibt, wurde früher (MEIROWSKY[25]) als Ausdruck einer postmortalen aktiven Veränderung des Organes aufgefaßt. Die eigens hierauf gerichteten Untersuchungen von MANGOLD[23]) und seinen Schülern (HECHT[9]), ECKSTEIN[3]), POTONIÉ[28]), JNAOKA[10]) haben aber ergeben, daß sich diese primäre Dilatation auch an abgetöteten Muskelstreifen und hier selbst zu wiederholten Malen auslösen läßt und daß sie lediglich auf einer Dehnung durch den das Präparat belastenden Schreibhebel beruht, so daß sie durch dessen genaue Austarierung vermieden werden kann.

Auf die Entwicklung der Totenstarreverkürzung solcher Streifenpräparate hat die primäre Dilatation keinen Einfluß, zumal diese in den Fällen, in denen das Präparat sofort nach der Tötung des Tieres fertiggestellt und zur Registrierung angelegt werden kann, meist schon abgelaufen ist, bevor die Starreverkürzung einsetzt. Freilich muß damit gerechnet werden, daß der Beginn einer sehr frühzeitig einsetzenden Starreverkürzung durch eine noch im Ablauf befindliche primäre Dilatation etwas kompensiert und überdeckt werden kann. Sonst wird das Kurvenbild nur insofern verändert, als sich der Anstieg der Totenstarre dann nicht von dem Niveau aus erhebt, in dem die Schreibhebelspitze angelegt wurde, sondern von dem tiefer gelegenen, auf das sie infolge der primären Dilatation abgesunken war.

III. Versuchsergebnisse

1. Ergebnisse der graphischen Registrierung

a) Versuche am Darm von Fröschen

Auch in den Versuchen, die wir mit 25 Längsstreifen und 15 Ringstreifen aus dem Dünndarm von Fröschen, größtenteils von Rana esculenta nebst einigen Rana temporaria, ausführten, trat meist eine primäre Dilatation in Erscheinung. Sie dauerte hier 10—35 Minuten und war bei den Längsstreifen im Durchschnitt nach 19,8, bei den Ringstreifen nach 15,6 Minuten abgelaufen.

Meistens unmittelbar schloß sich hieran der Beginn des Kurvenanstieges durch die einsetzende Totenstarre (als Beispiele Abb. 1 und 2). Durch wiederholte Notierung der Uhrzeit an der Kurve oder durch Ausmessung auf Grund der Umdrehungsgeschwindigkeit der Schreibtrommel lassen sich die seit der Tötung des Tieres oder seit dem Anlegen des Präparates verstrichenen Zeiten erstens bis zum *Beginn des Starreanstieges*, zweitens bis zum Erreichen des *Verkürzungsmaximums* und drittens bis zum Beginn des Kurvenabstieges als Zeichen der einsetzenden *Lösung der Starre*, feststellen. Diese den ganzen Verlauf der Totenstarre charakterisierenden Zeiten sind wichtig für den Vergleich des Starreablaufes bei den verschiedenen Organen, Muskelarten und Arten der Versuchstiere sowie unter verschiedenen Versuchsbedingungen.

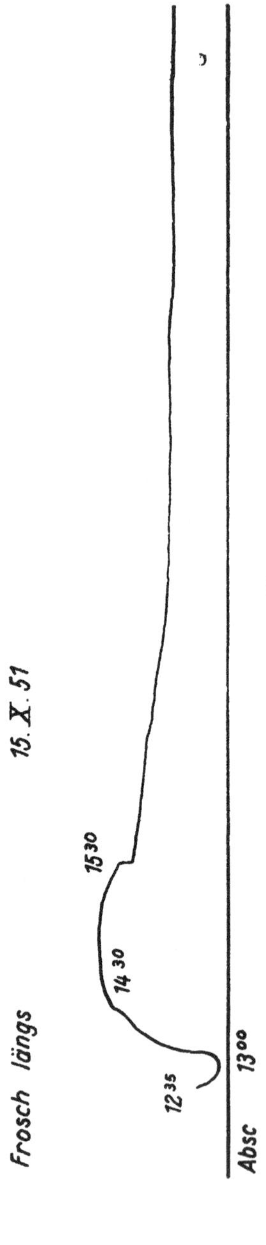
Frosch längs
15. X. 51
12 35
14 30
15 30
Absc
13 00

Abb. 1.

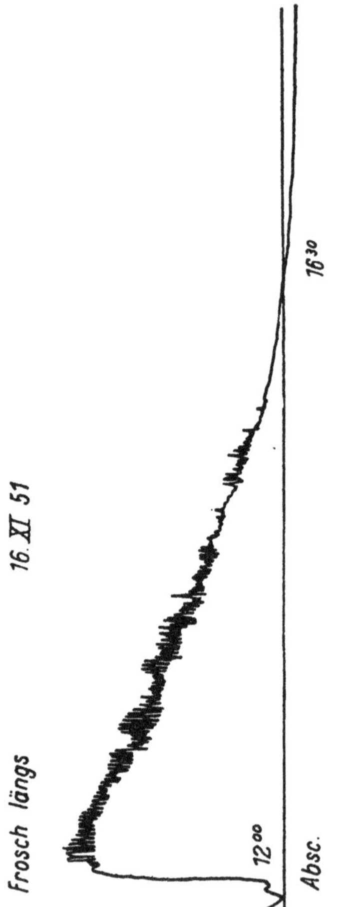
Frosch längs
16. XI 51
12 00
16 30
Absc.

Abb. 2.

Der *Beginn des Starreanstieges* erfolgte bei unseren Darmpräparaten von Fröschen sowohl bei den Längs- wie Ringstreifen in der Zeit von 15 bis 40 Minuten post mortem, bei ersteren durchschnittlich nach 24,8 und bei letzteren nach 20,6 Minuten (Tab. 1).

Tab. 1. Graphische Registrierung.

Totenstarre	Beginn Minuten p. m.	Maximum Minuten p. m.	Verkürzung in %
Frosch Längs	24,8	56,2	11
„ Ring	20,6	56,6	10
Ratte Längs	23,6	62,0	16
„ Ring	26,3	64,5	12
Meerschw. Längs	36,8	61,0	12

Das *Maximum der Verkürzung* war frühestens nach 25 Minuten, spätestens nach 3 Stunden, und sowohl bei den Längswie Ringstreifen im Durchschnitt nach 56 Minuten erreicht (Tab. 1).

Die durch den Abstieg der Kurve als Zeichen der Wiederverlängerung der Muskelstreifen registrierte *Lösung der Totenstarre* begann bei den Froschdarmpräparaten meist sogleich nach Erreichen der maximalen Verkürzung und nur selten nach einem zunächst plateauförmigen Verlauf der Kurve. Hierbei läßt sich die Frage aufwerfen, ob dieser baldige Lösungsbeginn vielleicht nicht ganz den natürlichen Verhältnissen entspricht und ob die Wiederverlängerung etwa durch die Wirkung der Hebelbelastung auf die durch die Totenstarre in ihrem kolloidalen Gefüge veränderte Muskelsubstanz beschleunigt wird.

Im Hinblick auf die oben erwähnten Beobachtungen über das Auftreten automatischer oder durch elektrische Reize ausgelöster Kontraktionen von Muskeln auch noch im Zustande der Totenstarre sei auf die Abb. 2 besonders hingewiesen, die ein schönes Beispiel solcher *automatischer Be-*

wegungen auf dem Höhepunkt der Totenstarreverkürzung und noch während des Abstieges der Kurve darstellt.

Die *Vollendung der Starrelösung* bis zum Absinken der Kurve auf das Anfangsniveau konnte natürlich nur durch die Registrierung am langsamen Kymographion erfaßt werden. Sie ist von allen sonstigen Untersuchungen über die Totenstarre als der variabelste Zeitpunkt des Starreverlaufes bekannt. Bei unseren Froschdarmstreifen war sie im einzelnen ganz verschieden im Zeitraum von 5 bis 23 Stunden post mortem oder selbst dann noch nicht vollkommen erreicht.

Als ein weiteres Vergleichsmoment für den Verlauf der Totenstarre wurde stets auch noch der *maximale Verkürzungsgrad* der Darmstreifen in % ihrer Anfangslänge berechnet. Diese betrug bei den Längsstreifen 10 mm und bei den Ringstreifen 5 mm, die Vergrößerung ihrer Längenänderungen durch den Schreibhebel war eine 10fache. Hieraus errechnete sich eine maximale Verkürzung der Längsstreifen um 11 % und bei den Ringstreifen um 10 % (Tab. 1).

b) *Versuche am Darm von Ratten*

Vom Säugetierdarm wurden zunächst aus den Dünndärmen von weißen Ratten sogleich nach der Tötung 20 Längs- und 10 Ringstreifenpräparate graphisch registriert. Die auch hier meist zu beobachtende *primäre Dilatation* nahm mit 12 bis 32 Minuten die gleiche Zeit wie bei den Froschdarmstreifen in Anspruch und war bei den Längsstreifen im Durchschnitt nach 18,6 und bei den Ringstreifen nach 21 Minuten beendet.

Auch am Rattendarm erfolgte unmittelbar im Anschluß hieran eine postmortale Verkürzung, die nach 17 bis 37 Minuten p. m. begann, bei den Längsstreifen im Durchschnitt nach 23,6 und bei den Ringstreifen nach 26,3 Minuten (Tab. 1). Die *Zeit des Starrebeginnes* war also ziemlich die gleiche wie bei den Darmpräparaten vom Kaltblüter.

Ebenso verhielt es sich mit dem Zeitpunkt des *Maximums der Verkürzung*, das mit derselben Unregelmäßigkeit wie dort an den Rattendarmstreifen nach frühestens 25 und spätestens 210 Minuten p. m. erreicht war und im Durchschnitt für die Längsstreifen auf 62 und für die Ringstreifen auf 64,5 Minuten p. m. fiel (Tab. 1).

Die Abbildungen 3—5 geben Beispiele für den Verlauf der Kurven, die bei 3 mit langsamer und bei 4 mit schneller Umdrehung des Kymographions, von Längsstreifen, bei 5 von einem Ringstreifen registriert wurden. Der noch einige Stunden währende plateauförmige Verlauf auf der Höhe der Verkürzung in Abb. 3 entspricht dabei nicht der Regel, da sonst meist auch hier ebenso wie beim Froschdarm die *Wiederverlängerung* alsbald nach dem Erreichen der maximalen Verkürzung einsetzte und die Kurve dann langsam absank (Abb. 5). Die *definitive Lösung* wurde hierbei zu recht verschiedenen Zeiten beobachtet, die zwischen 5 und 20 Stunden p. m. lagen, während bei manchen Präparaten auch dann noch nicht das Anfangsniveau der Kurve, d. h. die Anfangslänge der Muskelstreifen erreicht war.

Die geringe Kontraktionshöhe bei den Ringstreifen wie in Abb. 5 erklärt sich aus der geringen Länge derselben. Der *maximale Verkürzungsgrad* betrug hier etwa 8—15 %, während er bei den 10 mm langen Längsstreifen auf durchschnittlich 16 % der Anfangslänge berechnet werden konnte.

In Abb. 4, in der sich die Verkürzungskurve bei schneller Umdrehung der Schreibtrommel von unten nach oben fortsetzt, wurde bei x eine elektrische Reizung gesetzt. Der hierdurch verursachte Anstieg kann als Zeichen einer trotz der bereits in Entwicklung begriffenen Totenstarre noch erhaltenen *postmortalen Erregbarkeit* gewertet werden, wie diese am Froschdarm aus der noch bestehenden Automatie (Abb. 2) erschlossen werden konnte. Ferner läßt sich in dieser Abb. 4 daraus, daß die bei x hervorgerufene Reizkontraktion einen fast totalen Verkürzungsrückstand hinterläßt und weiter von einem rascheren Anstieg der Kurve gefolgt wird, auch auf eine hier vorher bestandene *Starrebereitschaft*

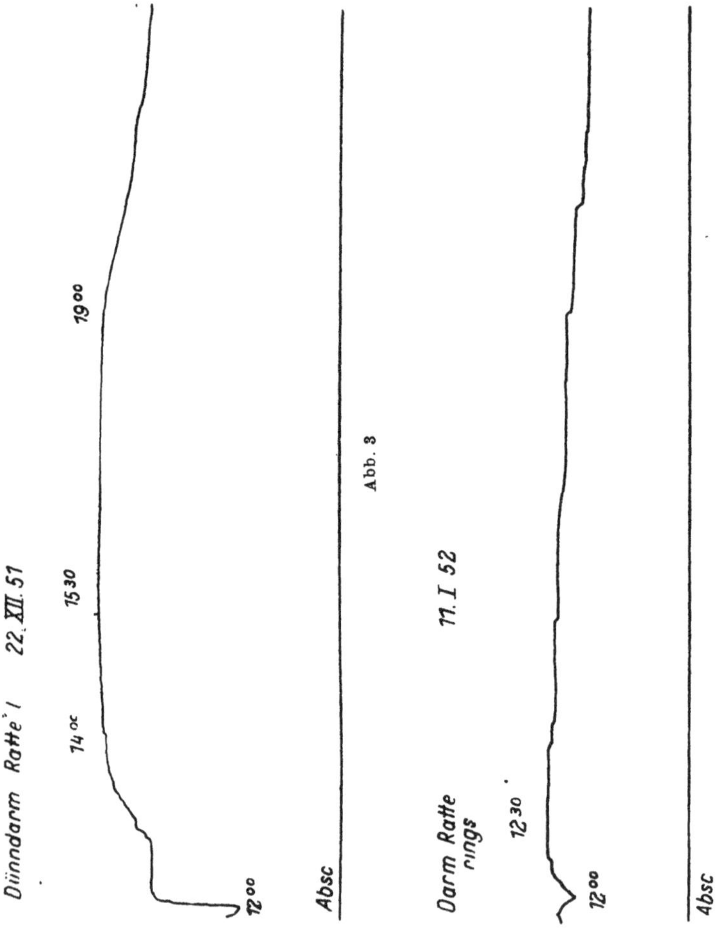

Abb. 3

Abb. 4

schließen, die dann durch den künstlichen Reiz aktiviert wurde. Auch diese Starrebereitschaft war uns aus früheren Untersuchungen bekannt (Mangold[23]).

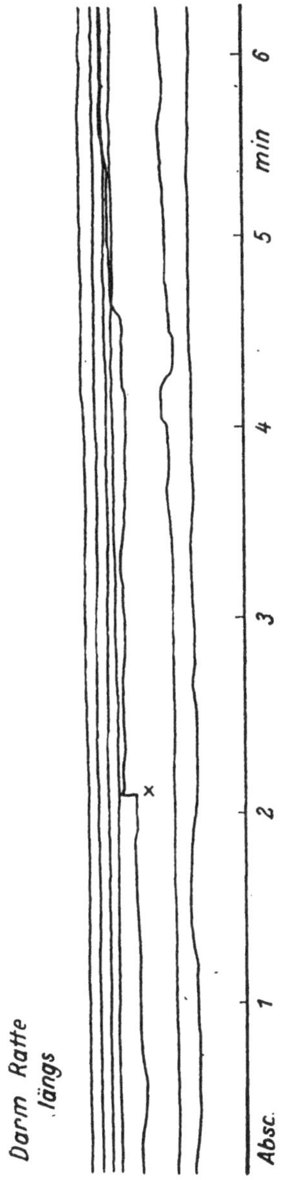
Darm Ratte
längs
Absc.
1
2
3
4
5
6
min
×

Abb. 5

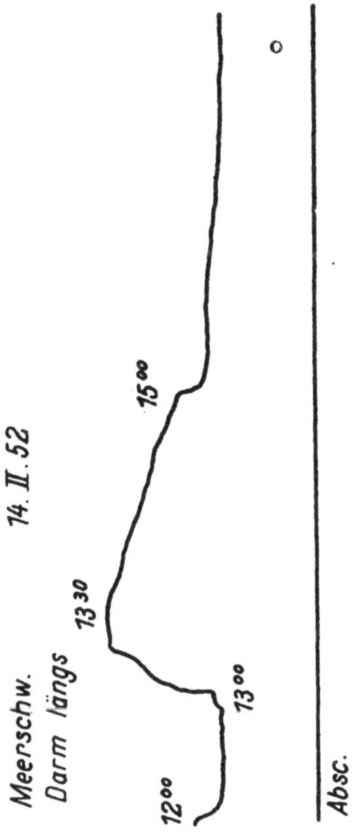
Meerschw.
Darm längs
14. II. 52
12^{00}
13^{00}
13^{30}
15^{00}
0
Absc.

Abb. 6

c) *Versuche am Darm von Meerschweinchen.*

Um die am Rattendarm erhobenen Befunde noch an einem anderen Säuger nachzuprüfen, wurden auch 5 Längsstreifen vom Dünndarm mit Leuchtgas getöteter Meerschweinchen am langsamen Kymographion registriert (Abb. 6). Der *Starrebeginn* setzte bei diesen nach 21 bis 65 Minuten p. m., im Durchschnitt der wenigen Präparate nach 36,8 Minuten p.m. ein. Der *Höhepunkt* war nach 35 bis 90, im Durchschnitt nach 61 Minuten p. m. erreicht, wobei die maximale Verkürzung dieser auch wieder 10 mm langen Streifen durchschnittlich 12 % der Anfangslänge betrug (Tab. 1). Die *Lösung* trat z. T. nach 4 und 12 Stunden p. m. ein, z. T. war sie aber auch nach 24 Stunden noch nicht bemerkbar.

d) *Versuche am Darm von Rind und Schwein*

Schließlich konnten auch vom Rind und Schwein Dünndarmstreifen auf ihre postmortalen Längenänderungen untersucht werden. Von Rindern wurden 2 Längs- und 1 Ringstreifen von 20 mm Länge, vom Schwein 1 Längs- und 1 Ringstreifen von 10 mm Länge registriert. Da das Material zur Entnahme dieser Präparate erst vom Schlachtort in das Institut für Veterinär-Physiologie verbracht werden mußte, konnte die Registrierung derjenigen vom Rind erst nach 40 bzw. 60 Minuten p. m. und die derjenigen vom Schwein 1 ½ Stunden p. m. beginnen. Daher war hier jeweils mit einer bereits in Entwicklung begriffenen Totenstarre der Darmmuskulatur zu rechnen und deren eigentlicher *Beginn* zeitlich nicht festzustellen. Doch ließ sich auch an diesen Darmstreifen noch in allen Fällen eine Verkürzungskurve aufzeichnen (Abb. 7).

Der *Höhepunkt* wurde in diesen Kurven allgemein erst später erreicht als bei den Darmstreifen der vorher untersuchten Tierarten. Bei den Präparaten vom Rinderdarm konnte er an den Längsstreifen nach 210 bzw. 280 Minuten p. m., am Ringpräparat nach 110 Minuten, beim Schweinedarm am Längsstreifen nach 150, am Ringstreifen nach 155 Minuten p. m. festgestellt werden. Der aus der 10fachen Vergrößerung durch den Schreibhebel zu errechnende *maximale Verkürzungsgrad* betrug bei den Rinderdarmstreifen 9,5—13 %, beim Längsstreifen vom Schwein nur 5 %, was auch dafür spricht, daß besonders bei letzterem infolge des verspäteten Beginnes der Registrierung eine anfänglich bereits bestehende Verkürzung nicht mehr miterfaßt werden konnte. Daß eine solche bestand, scheint auch daraus hervorzugehen, daß die bei diesen Präparaten auftretende pri-

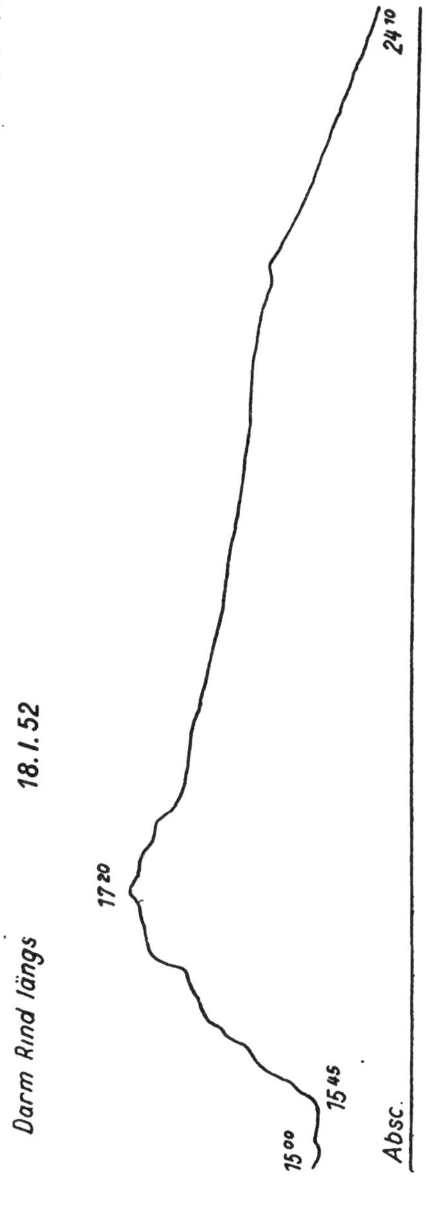

Abb. 7

märe Dilatation durch die Belastung mit dem Schreibhebel, der ja ein in Kontraktion begriffener Muskelstreifen einen größeren Widerstand entgegensetzen konnte, in wesentlich geringerem Grade auftrat als an den Darmstreifen der unmittelbar vor dem Beginn der Registrierung getöteten Tiere.

2. Ergebnisse der Längenmessung an Darmausschnitten

Methodik

Als weiteres Verfahren, postmortale Kontraktionen der Darmmuskulatur zu erfassen und hierdurch die Ergebnisse der Registrierversuche zu ergänzen, war die Möglichkeit gegeben, an herausgeschnittenen und flach gelegten Darmstücken die Längenänderungen in der Längs- und Querrichtung durch wiederholte direkte Messungen mit einem Maßstabe fortlaufend zu verfolgen. Diese einfache Methode ist schon von MANGOLD[19]) bei seinen Untersuchungen über die Totenstarre der menschlichen Magenmuskulatur ergänzend verwendet worden. Hierbei zeigten die bei Gelegenheit von Magenoperationen lebensfrisch gewonnenen und viereckig zugeschnittenen Stücke der Magenwand nach einer gewissen Zeit erhebliche Verkürzungen, die in der Richtung der Längsmuskulatur vorherrschten und meist etwas später unabhängig auch in der Richtung der Quermuskulatur eintraten, um dann nach längerer Zeit einer Wiederverlängerung Platz zu machen, die offenbar eine Lösung der Totenstarre bedeutete.

In den entsprechenden graphischen Versuchen an menschlicher Magenmuskulatur hat MANGOLD[19]) auch die eventuelle *Beteiligung der Muskulatur der Magenschleimhaut* an den postmortalen Kontraktionsvorgängen untersucht, indem er eine Anzahl Streifenpräparate der von der übrigen Magenwand abgelösten Schleimhaut registrierte. Hierbei ließ sich noch nicht bei der Hälfte der Streifen eine deutliche Verkürzung verzeichnen und der Eindruck gewinnen, daß die Beteiligung der Muscularis mucosae an den bei der Totenstarre auftretenden Formänderungen der Magenwand neben derjenigen der eigentlichen Magenmuskulatur nur eine geringe Rolle spielt. Das Gleiche dürfte daher auch wohl für die Totenstarre der Darmwand gelten.

Auch bei unseren an Darmstücken der vier genannten Säugetierarten durchgeführten Messungsversuchen wurden die Präparate übrigens während der Beobachtungszeit natürlich in einer sog. feuchten Kammer, d. h. einer mit angefeuchtetem Fließpapier ausgekleideten und bedeckten Glasschale, aufbewahrt.

Die Messungen erfolgten in halbstündlichen Abständen durch 5 Stunden hindurch und dann nochmals nach 12 Stunden. Sie konnten bei den Ratten und Meerschweinchen unmittelbar nach der Tötung durch Leuchtgas und der anschließenden Herstellung der Präparate beginnen, beim Rind und Schwein entsprechend später nach ½ bzw. 1½ Stunden nach der Schlachtung. Es wurden von allen Tieren meist 10 cm lange Darmstücke verwendet.

Bei den Ratten und Meerschweinchen wurden auch die *einzelnen Darmteile* berücksichtigt und in großen Versuchsreihen von jedem einzelnen Tier gleichzeitig Stücke aus dem *Duodenum, Jejunum und Colon* auf ihre Längenänderungen gemessen.

a) Versuche am Darm von Ratten und Meerschweinchen

Von 18 Ratten und 12 Meerschweinchen wurde je ein solches 10 oder 12 cm langes Präparat vom Duodenum, Jejunum und Colon, im ganzen also 54 bzw. 36 Präparate, durchgemessen. Die Messungsergebnisse wurden mit den jeweiligen Zeitangaben in großen Tabellen zusammengestellt. Als Beispiel eines Versuchsverlaufes möge die Tabelle 2 dienen, deren Betrachtung ohne weiteres die Verkürzung und Wiederverlängerung von 3 längs gerichteten Dünndarmstücken eines Meerschweinchens erkennen läßt.

Tab. 2. Längenmessung Meerschweinchen, Dünndarm längs 12 cm

Zeiten	I. cm	II. cm	III. cm
0	12,0	12,0	12,0
30′	9,4	8,7	8,5
2^h	9,2	8,4	8,0
3^h	9,5	9,2	8,4
4^h	10,3	10,2	8,9
5^h	11,6	11,2	10,5
12^h	11,6	11,2	11,0

Aus diesem umfangreichen Zahlenmaterial konnte der zeitliche sowie auch der quantitative Verlauf der etwaigen postmortalen Längenänderungen abgelesen werden, die durch eine der Totenstarre und ihrer Lösung entsprechende Kontraktion und Wiederverlängerung bedingt waren. Im einzelnen waren auf diese Weise festzustellen: Der Zeitpunkt für den *Beginn* und für das Erreichen des *Maximums* der Totenstarre sowie für den *Beginn ihrer Lösung*; ferner konnte durch Vergleich der im Maximum der Totenstarre gemessenen Länge mit der Anfangslänge der Präparate auch das *Ausmaß der Verkürzung in* % der Anfangslänge berechnet werden; und aus dem großen Zahlenmaterial waren für jeden dieser Werte die Durchschnitte zu ermitteln.

Aus den so entstandenen umfangreichen Protokolltabellen der Rattenversuche kann hier in Tabelle 3 nur ein kleiner Ausschnitt als Beispiel wiedergegeben werden, der auch nur einen Teil der an 2 Tieren (II,4 und II,5) halbstündlich gemessenen Längenwerte der 3 verschiedenen Darmteile umfaßt. Diese Tabelle zeigt deutlich, daß durchweg schon nach 30 Minuten eine beträchtliche Verkürzung der anfangs

10 cm langen Präparate eingetreten war. Dies stimmt gut mit dem Ergebnis der vorher besprochenen graphischen Registrierung an Rattendarmpräparaten überein, bei denen der durchschnittliche Beginn des Starreanstieges auf 23,6 bzw. 26,3 Minuten festgestellt wurde.

Zugleich aber zeigt das Beispiel der Tabelle 3, daß zwischen den Präparaten aus den verschiedenen Darmteilen

Tab. 3. Längenmessung Ratte, längs 10 cm

Zeit	Duodenum		Jejunum		Colon	
	II, 4	II, 5	II, 4	II, 5	II, 4	II, 5
30′	5,7	6,5	8,0	6,7	8,4	8,0
1^h	5,7	6,5	7,9	6,7	8,1	7,8
2^h	6,2	6,8	7,9	7,0	8,4	8,2
3^h	6,3	7,2	8,6	8,0	8,9	8,6
4^h	7,0	7,7	9,2	8,5	9,1	9,3
5^h	8,4	8,1	9,3	8,9	9,2	9,6
12^h	10,0	9,4	9,8	10,0	9,8	9,9

Duodenum, Jejunum und Colon deutliche Unterschiede bestehen; zunächst insofern als die Verkürzung nach 30 Minuten am Duodenum am meisten fortgeschritten ist und offenbar ungefähr schon dem Maximum entspricht, indem sie zu den weiteren Meßzeiten nicht mehr zunimmt, während sie beim Jejunum und Colon erst bei der Messung nach 1 Stunde ihr Maximum erreicht hat. Ebenso sind schon in dem Beispiel dieser Tabelle zeitliche Unterschiede zwischen den 3 Darmteilen hinsichtlich der die Lösung der Totenstarre anzeigenden Wiederverlängerung und deren Vollendung zu bemerken. Im Hinblick auf die von allen früheren Untersuchungen über die Totenstarre bekannte Tatsache, daß sie bei ganz gleichartigen Objekten und unter soweit wie möglich auch gleichartig gestalteten Versuchsbedingungen doch oft recht verschieden verläuft, schien es erforderlich, die uns in den einzelnen Versuchen aufgefallenen Unterschiede in der Entwicklung der Totenstarre zwischen den 3 genannten Darmteilen auf breiterer Basis zu prüfen. Daher wurde nun auf Grund des großen Materials von 54 Präparaten vom Rattendarm und 36 vom Meerschweinchendarm ermittelt, wieviele von den Präparaten aus Duodenum, Jejunum und Colon zu den verschiedenen Meßzeiten das *Maximum* ihrer *Verkürzung* sowie den *Beginn* ihrer die *Lösung* der Starre anzeigenden Wiederverlängerung erreicht hatten.

Diese Ergebnisse sind in der Tabelle 4 für den Rattendarm und in Tabelle 5 für den Meerschweinchendarm zusammengestellt.

Tab. 4. Längenmessung Ratte

Von je 18 Präparaten hatten erreicht:

Zeiten	Duodenum		Jejunum		Colon	
	Max.	Beginn der Lösung	Max.	Beginn der Lösung	Max.	Beginn der Lösung
30′	16		9		5	
1h	2	9	6	7	5	4
1h 30′		6	3	5	6	4
2h		2		5	2	7
2h 30′		1		1		3
i. D.	33′	1h 22	50′	1h 30	1h 08	1h 50

Tab. 5. Längenmessung Meerschweinchen

Von je 12 Präparaten hatten erreicht:

Zeiten	Duodenum		Jejunum		Colon	
	Max.	Beginn der Lösung	Max.	Beginn der Lösung	Max.	Beginn der Lösung
30′	4		1			
1h	2	2	1			
1h 30′	3	3	3			
2h	3	2	5	2	1	
2h 30′		4	1	8	7	1
3h		1		1	2	6
3h 30′					1	3
i. D.	1h 12	1h 57	1h 32	2h 15	2h 25	2h 55

Aus dem Überblick über diese Tabellen ergibt sich deutlich, daß bei diesen beiden Tierarten sowohl das Maximum der Verkürzung als auch der Beginn der Wiederverlängerung durch Lösung der *Totenstarre im allgemeinen*, wenn auch keineswegs ausnahmslos, *am frühesten im Duodenum, danach im Jejunum und am spätesten im Colon auftritt.* Noch deutlicher zeigen dies die aus der Gesamtheit aller Einzelversuche jeder dieser Tierarten berechneten durchschnittlichen Zeitpunkte für diese beiden Phasen der Totenstarre, wie sie in der Tabelle 6 angegeben sind.

Tab. 6. Längenmessung

Totenstarre Zeiten		Maximum nach	Beginn der Lösung nach
Meerschw.	Duodenum	1h 12′	1h 57′
	Jejunum	1h 32′	2h 15′
	Colon	2h 25′	2h 55′
Ratte	Duodenum	33′	1h 22′
	Jejunum	50′	1h 30′
	Colon	1h 08′	1h 50′

Allgemein ergibt sich aus diesen Tabellen zugleich auch eine schnellere Entwicklung und Lösung der Totenstarre an den 3 Darmteilen der *Ratte im Vergleich zum Meerschweinchendarm.*

Für den Rattendarm haben wir noch die aus dem gesamten Material von je 18 Präparaten der drei Darmteile berechneten durchschnittlichen absoluten Verkürzungswerte für die drei Darmabschnitte in einem Kurvenbild (Abb. 8) in Beziehung gesetzt. Auf der Ordinate ist der Verkürzungsgrad in cm eingezeichnet, auf der Abszisse sind die Zeiten eingetragen. Die Punkte geben an, um wieviel cm die Präparate im Durchschnitt zu den betreffenden Zeiten kontrahiert waren. Die durch Verbindung dieser Punkte erhaltene Kurve gibt den durchschnittlichen Verlauf der Längenände-

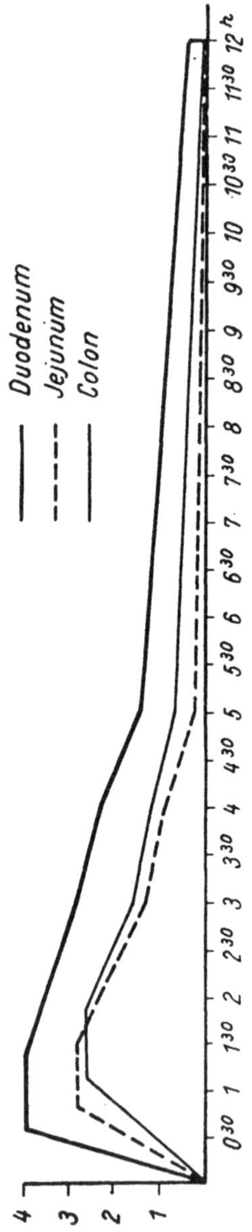

Abb. 8

rung am Duodenum, Jejunum und Colon an. Ein Vergleich dieser Kurven zeigt eine gute Übereinstimmung des auf diese verschiedene Weise ermittelten Verlaufes für die postmortale Längenänderung an.

Worauf diese vom Duodenum zum Colon absteigende Geschwindigkeit des Verlaufes der Totenstarre, ebenso auch der Unterschied zwischen Ratte und Meerschweinchen, beruhen, wieweit sie durch einen verschiedenen histologischen Aufbau oder chemisch-physiologische Unterschiede der Darmwandmuskeln bedingt werden, läßt sich zur Zeit nicht näher beurteilen. Dies wird uns nachher noch beschäftigen. Man erinnert sich dabei der von der Skelettmuskulatur her bekannten, zuerst von Nysten[27]) aufgestellten und nach ihm benannten Reihenfolge im Auftreten der Totenstarre an verschiedenen Gruppen der Skelettmuskeln.

Bei unseren Versuchen am Ratten- und Meerschweinchendarm wurde des weiteren noch aus der Länge der Darmstücke im Zustande ihrer maximalen Verkürzung im Vergleich zur Anfangslänge die *prozentische Verkürzung* berechnet. Diese betrug im Durchschnitt aller Versuche bei den Ratten am Duodenum 39, Jejunum 27,4, Colon 26,7 %, und bei den Meerschweinchen entsprechend 18, 7 %, bzw. 8 und 6 %. Hieraus wäre zu folgern, daß, wie schon die Schnelligkeit der Starreentwicklung so auch der *Verkürzungsgrad* der Darmteile bei beiden Tierarten *im Duodenum am größten* ist und über das Jejunum zum Colon abnimmt. Auch hierüber würde es wohl verfrüht erscheinen, Erklärungshypothesen aufstellen zu wollen, ebenso über den graduellen Unterschied der bei den Darmpräparaten der *Ratten im Vergleich zu denen der Meerschweinchen* so viel stärkeren Verkürzung. Auch hierauf werden wir weiter unten noch zurückkommen. Die stärkere Verkürzung bei den Ratten bestätigte sich noch in einer besonderen Versuchsreihe an 6 Ratten, die zur Erfassung eventueller *Einflüsse der Tötungsart und speziell einer Narkose* durch Übernarkotisieren mit Äther bzw. Chloroform getötet waren. Hier lagen die prozentischen Verkürzungsgrade in ziemlich gleicher Höhe und derselben Größenordnung wie bei den anderen Ratten für das Duodenum bei 42,3, Jejunum bei 25 und Colon bei 23,2 %.

Auch sonst, hinsichtlich der Zeitpunkte des Maximums und der Lösung der Starreverkürzung, konnte übrigens bei den durch Äther- oder Chloroform-Narkose gegenüber den durch Leuchtgas getöteten Ratten, praktisch ein ganz gleicher Verlauf beobachtet werden.

b) Versuche am Darm von Rind und Schwein

Nachdem durch graphische Registrierung an Darmstreifenpräparaten von Ratten und Meerschweinchen, Rind und Schwein, und bei ersteren auch durch die Längenmessungen an Darmstücken, der Nachweis postmortaler Verkürzung und Wiederverlängerung erbracht war, die in Analogie zu den Ergebnissen an der Skelett-, Herz- und Magenmuskulatur nur als Ausdruck einer Totenstarre gedeutet werden konnten, wurden auch vom Rind und Schwein noch einige

10 cm lange und 2 cm breite Stücke aus dem Dünndarm der halbstündig wiederholten Längenmessung unterzogen.

Tab. 7
Längenmessung Schwein. Dünndarm, längs
(Beginn 1^h 30′ p. m.)

Zeit	I. cm	II. cm	III. cm
0	10,0	10,0	10,0
30′	9,5	9,5	10,0
1^h	9,5	9,4	9,9
2^h	9,6	9,6	10,0
3^h	9,8	9,9	10.0

Bei den 3 vom Schweinedarm stammenden Präparaten, die erst 1 ½ h p. m. erstmalig gemessen werden konnten, war die Verkürzung offenbar bereits zu dieser Zeit eine ziemlich maximale, so daß hier nur bei zweien derselben noch eine weitere sehr geringe Verkürzung zu tage trat (Auszug Tab. 7). Bei den 3 Dünndarmstücken vom Rind, deren Messung schon 30 Minuten nach der Schlachtung begann, konnte durch die Messungen noch das hier bei 1½—2 Stunden liegende Maximum der Verkürzung und der bei 3½ bis 4½ stattfindende Beginn der Lösung erfaßt werden (Auszug Tab. 8).

Tab. 8. Längenmessung Rind, Jejunum
(Beginn 30 Min. p. m.)

Zeit	Längsmuskulatur cm		Ringmuskulatur cm	
	I.	II.	I.	II.
0	10,0	10,0	2,0	2,0
30′	9,5	9,2	1,8	1,9
2^h	8,9	8,4	1,3	1,2
3^h	8,9	8,4	1,3	1,5
4^h	8,9	9,0	1,6	2.0
5^h	9,5	9,2	2,0	2.0
12^h	9,8	10,0	2,0	2,0

Hierbei zeigte sich auch wieder, wie in den oben erwähnten Untersuchungen von MANGOLD[19]) an der menschlichen Magenmuskulatur, eine gewisse zeitliche *Unabhängigkeit der Längenänderungen in der Längs- und Ringsrichtung* der Präparate. Insbesondere war bei zweien dieser Darmstücke vom Rind die Wiederverlängerung bis zur Anfangslänge in der Richtung der Längsmuskulatur erst nach 12 Stunden, in der der Ringmuskulatur aber bereits nach 4—5 Stunden erreicht (Tab. 8).

IV. Zur Frage nach dem Einfluß der Totenstarre auf die Darmlänge

Derartige Beobachtungen wie die soeben zuletzt erwähnten legen es nahe, über die Frage der Beteiligung der Längs- und Ringmuskulatur des Darmes an den Erscheinungen der Totenstarre einige Betrachtungen anzustellen.

Ganz allgemein ist das funktionelle Problem der *Längs- und Ringmuskulatur des Darmrohres* und ihrer synergistischen oder antagonistischen Beziehungen zueinander ebenso alt wie heute noch ungelöst.

Zunächst ist mit der Schwierigkeit zu rechnen, daß die histologische Gestaltung der Darmmuskulatur bei verschiedenen Tieren und in den einzelnen Darmabschnitten erhebliche Unterschiede aufweist. Allgemein besteht (z. B. TRAUTMANN-FIEBIGER[32]) die Muskelhaut, Tunica muscularis, des Darmes aus einer äußeren, dünneren Längs- und einer inneren, dickeren Kreisfaserschicht, die durch die bindegewebige Intermuscularis verbunden sind; bei Fleischfressern kommt aber im Dünndarm zu den beiden Muskelschichten noch eine innerste, an die Submucosa anstoßende, dünne Schrägfaserschicht hinzu. Und nach den genauen Messungen der Dicke der einzelnen Lagen bei Haussäugetieren (TRAUTMANN[31], auch BIEDERMANN[1]) fällt unter den

Pflanzenfressern das Pferd durch seine außerordentlich starke Mitteldarmmuscularis auf, dann folgen Hund und Katze, an welche sich Rind, Schwein, Schaf und schließlich die Ziege anreihen, die die dünnste Muscularis aufweist. Sie ist hier etwa 10mal so schwach wie beim Pferd. Ferner erscheinen die Ringmuskeln, entsprechend ihrer Hauptbedeutung für die Vorwärtsbewegung der fester gewordenen Darmcontenta, in der Mehrzahl der Fälle in den unteren Abschnitten des Dünndarmes (Ileum) bedeutend kräftiger entwickelt (Pferd, Hund, Katze und Schwein); nur eine geringe Zunahme zeigen Schaf und Ziege, während im Ileum beim Rind, dessen Exkremente breiig entleert werden, sogar eine Abnahme der Kreisfaserschicht zu beobachten ist.

Für die experimentelle Analyse tritt die Schwierigkeit hinzu, daß es bisher nur bei einigen Warmblütern bis zu einem gewissen Grade gelungen ist, die beiden Hauptmuskellagen getrennt überlebend zu untersuchen (MAGNUS[12]), CAREY[2]). Daher konnte auch die Zusammenarbeit der Längs- und Ringmuskulatur bei der hauptsächlichen Bewegungsform des Darmes, der *Peristaltik*, nur an Totalpräparaten von Darmteilen untersucht werden (z. B. GAYDA[5]), P. TRENDELENBURG[33]), MELTZER[26]), um hieraus indirekte Schlüsse auf die Beteiligung der beiden Muskelschichten zu ziehen.

Demgemäß ist auch die Physiologie der Peristaltik als der wichtigsten Grundform der Darmbewegung, durch die der Darminhalt weitergeschoben wird, noch keineswegs geklärt, und man kann in den Lehrbüchern verschiedenen Lesearten hinsichtlich der Beteiligung der beiden Muskelschichten daran begegnen. Teils wurde hier über den Mechanismus der Peristaltik noch die Anschauung vertreten, daß sich das Darmlumen afterwärts von dem reizauslösenden Darminhalt durch die Kontraktion der Längsmuskelschicht erweitert und magenwärts durch die Kontraktion der Ringmuskelschicht verengt, wodurch der Darminhalt fortgeschoben wird (SCHWARZ[30]). Nach anderen aber ist es so, daß die Peristaltik in den wellenförmig fortschreitenden Kontraktionen der Ringmuskulatur besteht, während die Längsmuskulatur dabei kaum beteiligt sei (SCHEUNERT, TRAUTMANN[29]).

Auch die allgemein akzeptierte, von EXNER[4]) nach seinerzeit klassischen Versuchen aufgestellte Anschauung bedarf heute einer gewissen Revision, wenn er sagte: „Es ist außer Zweifel, daß die Funktion der Längsmuskelfasern darin besteht, das Lumen zu erweitern und den betreffenden Anteil des Rohres zu verkürzen, daß die Funktion der Ringmuskelfasern darin besteht, das Lumen zu verengen und den betreffenden Anteil des Rohres zu verlängern.“ Denn gegenüber dieser Vorstellung, wonach die Ringfasern sich bei ihrer Kontraktion und Verdickung gegenseitig auseinander drängen und hierdurch das Rohr verlängern, liegen die Verhältnisse nach den sorgfältigen Studien von K. GOERTTLER[6, 7]) über den histologischen Aufbau der Darmwand doch offenbar anders. Nach GOERTTLERS[7]) Untersuchungen befinden sich nämlich die Ringsegmente in dachziegelförmiger Anordnung, so daß sie sich bei ihrer Kontraktion nicht auseinander drängen, sondern bis zu einem gewissen Grade seitlich übereinander schieben, wodurch eine Verlängerung des Darmrohres vermieden wird und eher noch eine Verkürzung herauskommt. GOERTTLER unterscheidet demnach bei der Kontraktion der Ringmuskulatur 2 Vorgänge: einmal die Verdickung und dann die dachziegelförmige Umstellung der Segmente; erstere würde eine Verlängerung des Darmrohres bedeuten, letztere jedoch mindestens ein Gleichbleiben oder aber eine gleichzeitige Verkürzung; die Wirkung einer Ringkontraktion kann nach GOERTTLER also sehr verschieden sein.

Noch eine weitere Schlußfolgerung GOERTTLERS[6]) aus seinen Forschungen ist für uns von Bedeutung; sie lautet: „Die heute noch fast allgemein vertretene Ansicht, daß die Ring- und Längsmuskulatur im gleichen Darmabschnitt stets gleichzeitig und synchron miteinander arbeiten, ist sicher unrichtig."

Hierzu läßt sich nach unseren Versuchen sagen, daß sich jedenfalls für die postmortale Verkürzung der Längs- und Ringmuskulatur ein nahezu synchroner, wenn auch offenbar voneinander unabhängiger Verlauf ergeben hat.

Wenn wir nun versuchen, diese in Tatsachen und Vorstellungen gegebenen Grundlagen in Kombination mit unseren eigenen Versuchsergebnissen für die Beantwortung der Frage nach dem *Einfluß der Totenstarre auf die Darmlänge* nutzbar zu machen, so können wir davon ausgehen, daß jedenfalls die von uns erwiesenen Starrekontraktionen der Längsmuskulatur in den verschiedenen Darmabschnitten imstande sein müssen, insgesamt eine wesentliche Verkürzung der ganzen Darmlänge herbeizuführen. Daß auch die Kreisfasern solchen postmortalen Kontrakturen verfallen, haben die Messungen an ausgeschnittenen Ringpräparaten vom Darm gezeigt. Diese können nun offenbar in verschiedener Weise mit den durch die Längskontraktionen bedingten Verkürzungen interferieren, indem sie nach der älteren Anschauung durch ihr Auseinanderdrängen im Sinne einer Verlängerung wirken, oder aber nach GOERTTLER durch ihr dachziegelförmiges Übereinanderschieben entweder zum mindesten ein Gleichbleiben in der Längsrichtung oder aber auch ihrerseits eine Verkürzung hervorrufen. Die Kontraktion der Ringmuskulatur würde also nach der älteren Anschauung die durch die Kontraktur der Längsfasern bedingte Verkürzung mehr oder minder kompensieren können, nach GOERTTLER diese Verkürzung zum mindesten unbeeinflußt lassen.

In Übereinstimmung hiermit können wir auch aus den Erfahrungen unserer Versuche über den nahezu synchronen Verlauf und den ungefähr gleichen Verkürzungsgrad der Längs- und Ringmuskulatur den Schluß ziehen, daß eine Kompensation der Wirkung der einen Muskulatur durch die andere nicht stattfindet, da sonst die durch die graphische Registrierung wie durch Längenmessung nachgewiesene Verkürzung der Präparate in einer Richtung gar nicht möglich wäre.

Immerhin läßt es sich wohl noch nicht eindeutig präzisieren, wieweit die von uns als Ausdruck einer Totenstarre nachgewiesenen postmortalen Kontraktionen der Längs- und Ringmuskulatur eine Verkürzung des Darmes in seinen einzelnen Abschnitten und in seiner *Gesamtlänge* herbeizuführen imstande sind. In den einzelnen Darmteilen wird dies auch in hohem Maße von dem, wie wir sahen, sehr verschiedenen Dicke-Verhältnis der Längs- und Ringfaserschicht abhängen, das dann auch noch bei den verschiedenen Tierarten beträchtliche Unterschiede zeigt. Durch derartige Verschiedenheiten sind vermutlich auch schon die Unterschiede sowohl im zeitlichen wie nach dem Verkürzungsgrad auch im quantitativen Verlaufe der Totenstarre zu erklären, die wir, wie schon erwähnt, in unseren Versuchen sowohl zwischen den einzelnen Darmteilen, Duodenum, Jejunum, Colon, wie auch zwischen Ratte und Meerschweinchen feststellen konnten.

Hierzu kommt noch, daß das Längenverhältnis der einzelnen Darmabschnitte nicht nur bei den Tierarten sehr verschieden ist, sondern auch fast jede Rasse eine eigene prozentuale Zusammensetzung der einzelnen Darmabschnitte aufweist (Harder[8]). Endlich wird auch damit gerechnet werden müssen, daß, wie es in unseren früheren Versuchen (siehe Einleitung) allgemein für die Totenstarre entwickelt werden konnte, diese auch an der Darmmuskulatur stets nur eine partielle und submaximale ist, so daß verschiedene Darmabschnitte, und in diesen auch wohl die Längs- und Ringmuskulatur unabhängig voneinander, in ganz verschiedenem Grade und auch mit zeitlichen Verschiebungen von der Totenstarre ergriffen werden.

Dies alles steht der Möglichkeit entgegen, schon heute eine einheitliche schematische *Beziehung der Totenstarre zur Darmlänge* aufzustellen. Für die als Grundlage mancher biologischen Betrachtungen so wichtige vergleichende *Messung der Darmlänge* bei verschiedenen Tieren (MANGOLD[24]) ergibt sich aber daraus, daß die Totenstarre des Darmes schon so kurz nach dem Tode beginnt und so rasch abläuft, die zweckmäßige Empfehlung oder Forderung, diesen Ablauf abzuwarten und die Messung, um gut vergleichbare Werte zu erhalten, erst an dem dem Tode folgenden Tage auszuführen.

V. Zusammenfassung

Die in der vorliegenden Arbeit näher beschriebenen physiologischen Versuche am Darm von Fröschen, Ratten, Meerschweinchen, Rind und Schwein konnten den Nachweis erbringen, daß auch an der Darmmuskulatur eine, durchaus der für die Skelett-, Herz- und Magenmuskulatur bekannten Totenstarre entsprechende postmortale Kontraktion eine regelmäßige Erscheinung darstellt.

Die Versuche wurden an Darmausschnitten der genannten Tierarten durchgeführt, deren Längenänderungen entweder mittelst der Suspensionsmethode graphisch registriert oder direkt gemessen wurden. Auf diese Weise konnte die Totenstarre-Verkürzung sowohl der Längs- wie der Ringmuskulatur des Darmes in ihrem zeitlichen und quantitativen Verlauf verfolgt und die Zeiten post mortem für Beginn und Höhepunkt sowie für die Lösung der Totenstarre festgestellt werden.

Entsprechend früheren Ergebnissen über die Totenstarre der glatten Muskulatur ergab sich auch für den Darm eine sehr bald nach dem Tode einsetzende und verhältnismäßig schnell ablaufende Totenstarre-Verkürzung.

Auch an den Darmpräparaten ließen sich die Erscheinungen einer postmortalen Erregbarkeit durch automatische und künstliche Reize während des Ablaufes der Totenstarre sowie die einer Starrebereitschaft bestätigen.

Vergleichende Versuche an verschiedenen Darmabschnitten ergaben am Duodenum, Jejunum und Colon einen in dieser Reihenfolge an Schnelligkeit und Intensität abnehmenden Verlauf der Totenstarre. Ähnliche Unterschiede zeigten sich bei dem Vergleich zwischen dem Ratten- und Meerschweinchendarm.

Die möglichen Ursachen dieser Unterschiede werden mit Hinweis auf die in den verschiedenen Darmabschnitten sowie bei den einzelnen Tierarten bestehenden Verschiedenheiten im histologischen Aufbau der Darmmuskulatur diskutiert.

Für die vergleichende Messung der Darmlänge wird zur Gewinnung exakter Vergleichswerte empfohlen, diese Messung erst nach Ablauf der Totenstarre der Darmmuskulatur an dem dem Tode folgenden Tage vorzunehmen.

Literaturverzeichnis

[1] BIEDERMANN, W., Die Aufnahme, Verarbeitung und Assimilation der Nahrung. WINTERSTEINS Handb. d. vergl. Physiol. (1930). Bd. 2, 1. Hälfte S. 1367.

[2] CAREY, E. J. Studies of Anatomy and Muscular Action of the small intestine. Internat. Journ. of Gastro-enterol. *1*, 1921, Nr. 1.

[3] ECKSTEIN, A., Die Totenstarre des Herzens. Pflügers Arch. *181*, 1920, 184.

[4] EXNER, S., Über lumenerweiternde Muskeln. Sitz.Ber. d. Akad. d. Wiss. Wien. Math.-Naturw. Kl. *75*, 1877, 3. Abt.

[5] GAYDA, T., Beiträge zur Physiol. d. überlebenden Dünndarms von Säugetieren. Pflügers Arch. *151*, 1913, 407.

[6] GOERTTLER, K., Bau und Mechanik der menschlichen Darmwand. Verhandl. d. Anat. Ges. Anat. Anz. *72*, Ergänzungsheft, 1931, 169.

[7] GOERTTLER, K., Der konstruktive Bau der menschlichen Darmwand. Morpholog. Jahrb. *69*, 1932, 329.

[8] HARDER, W., Studien am Darm von Wild- und Haustieren. Ztschr. f. Anat. u. Entwicklunggesch. *116*, 1951, 27, 47.

[9] HECHT, P., Automatie und Totenstarre am Magen des Frosches. Pflügers Arch. *182*, 1920, 178.

[10] JNAOKA, T., Über die primäre Dilatation des Herzens. Pflügers Arch. *200*, 1923, 194.

[11] KÜHNE, W., Lehrb. der physiol. Chemie. Leipzig 1868. Zit. n. MEIROWSKY.

[12] MAGNUS, R., Versuche am überlebenden Dünndarm von Säugetieren. II. Mitt. Pflügers Arch. *102*, 1904.

[13] MANGOLD, E., Zur „postmortalen" Erregbarkeit quergestreifter Warmblütermuskeln. Centralbl. f. Physiol. *16*, 1902, 89.

[14] MANGOLD, E., Über die postmortale Erregbarkeit quergestreifter Warmblütermuskeln. Pflügers Arch. *96*, 1903, 498.

[15] MANGOLD, E., Über Automatie, Erregbarkeit und Totenstarre in versch. Teilen des Froschmagens. Dtsche Med. Wochenschr. 1920, Nr. 16.

[16] MANGOLD, E., Die Totenstarre der Magenmuskulatur. Über den feineren Mechanismus der Totenstarre. Ber. über d. ges. Physiol. Bd. 2, 1920, Heft 2.

[17] MANGOLD, E., Über den feineren Mechanismus der Totenstarre und d. Erregbarkeit d. totenstarren Muskeln. Pflügers Arch. f. d. ges. Physiol. *182*, 1920, 205.

18 MANGOLD, E., Die Totenstarre des Säugermagens. Pflügers Arch. *188*, 1921, 303.

19 MANGOLD, E., Die Totenstarre der menschlichen Magenmuskulatur. Ztschr. f. d. ges. exp. Med. *12*, 1921, 288.

20 MANGOLD, E., Die Totenstarre. Die Naturwissenschaften, 1922, Nr. 41.

21 MANGOLD, E., Ein Verfahren zur physiol. Härtemessung besonders an Muskeln. Dtsch. Med. Wochenschr. 1922, Nr. 34.

22 MANGOLD, E., Untersuchung über Muskelhärte. II. Die Härtemessung in Totenstarre und Wärmestarre. Pflügers Arch. *196*, 1922, 215.

23 MANGOLD, E., Die Totenstarre der glatten Muskulatur. Erg. d. Physiol. *25*, 1926, 50.

24 MANGOLD, E., Darmlänge, Durchgangszeit und Durchgangsgeschwindigkeit. Sitz. Ber. d. Deutschen Akad. d. Wiss. Kl. f. Med. Wiss. 1950/51 Nr. III. Berlin, Akademie-Verlag.

25 MEIROWSKY, E., Pflügers Arch. *78*, 1899, 64.

26 MELTZER, H., Über den Einfluß des Innendrucks auf die Ring- und Längsmuskulatur des Oesophagus, Magens und Darmes beim Frosche. Pflügers Arch. *212*, 1926, 253.

27 NYSTEN, Ph., Hufelands Journal der prakt. Heilkunde *43*, 1816, Stück 2, S. 40.

28 POTONIÉ, H., Neues über die Totenstarre glatter Muskulatur. Pflügers Arch. *209*, 1925, 395.

29 SCHEUNERT, A., A. TRAUTMANN, Lehrb. d. Veterinär-Physiologie, 3. Aufl. Parey, Berlin 1951. S. 96.

30 SCHWARZ, C., Grundzüge der Physiologie. URBAN u. SCHWARZENBERG, Berlin u. Wien 1934.

31 TRAUTMANN, A., Beiträge zur vergl. Histologie des Dünndarms der Haussäugetiere. Vet. Med. Diss. Zürich 1908.

32 TRAUTMANN, A. u. J. FIEBIGER, Lehrbuch d. Histologie u. vergl. mikrosk. Anatomie der Haustiere. 8. u. 9. Aufl., Verlag Parey, Berlin u. Hamburg 1949.

33 TRENDELENBURG, P., Physiol. u. pharmakol. Versuche über die Peristaltik des Dünndarmes. Arch. f. exp. Pathol. u. Pharmakol. *81*, 1917, 55.

Bei Fragen zur Produktsicherheit wenden Sie sich bitte an:
If you have any questions regarding product safety,
please contact:

Walter de Gruyter GmbH
Genthiner Straße 13
10785 Berlin
productsafety@degruyterbrill.com